AF233585

# OBSERVATIONS

SUR

## LA NATURE ET LE TRAITEMENT

# DES FIÈVRES AIGUËS

EN GÉNÉRAL

ET

## DE LA FIÈVRE MILIAIRE OU SUETTE

EN PARTICULIER,

Par JACQUES-FRÉDÉRIC SCHWEIGHAEUSER,

DOCTEUR EN MÉDECINE, L'UN DES MÉDECINS TITULAIRES OU EN CHEF A L'HÔPITAL CIVIL DE STRASBOURG, AGRÉGÉ EN EXERCICE PERMANENT PRÈS LA FACULTÉ DE MÉDECINE DE LA DITE VILLE.

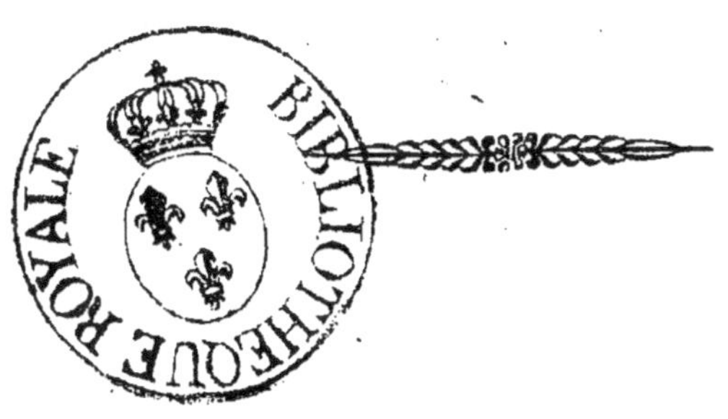


## STRASBOURG,

FRÉDÉRIC-CHARLES HEITZ, IMPRIMEUR-LIBRAIRE,
RUE DE L'OUTRE N. 3.

1829.

# OBSERVATIONS

SUR

## LA NATURE ET LE TRAITEMENT

## DES FIÈVRES AIGUËS EN GÉNÉRAL,

ET

## DE LA FIÈVRE MILIAIRE OU SUETTE EN PARTICULIER.

C'EST un fait reconnu de nos jours, que les individus morts par suite de brûlure, forte et large à la surface du corps, ont succombé à une forte inflammation de l'estomac. La maladie a duré, en pareil cas, trois à neuf jours, pendant lequel tems le malade s'est plaint de douleurs aiguës à l'estomac et aussi cuisantes et atroces que celles de la plaie même. Cette gastrite est-elle une maladie essentielle, ou une maladie secondaire, suite de l'affection grave de l'organe dermoïde?

Pour bien traiter la brûlure, et pour obvier à la gastrite qui en est la suite, ou du moins pour en prévenir l'intensité, on se sert, de nos jours, avec un succès étonnant de l'huile de térébenthine, comme topique, qui, enlève et volatilise, au plus vîte, le calorique accumulé et enfermé sous la plaie, par suite de la cessation subite de la fonction du derme, par laquelle il devait être excrété. Ce calorique, ainsi éloigné, ne peut plus allumer, au même dégré, la fièvre traumatique, et exciter par cela un autre organe, (l'estomac au cas dont il est question), à entreprendre son excrétion ou son éloignement; effort de l'organisation qui n'est pas toujours couronné de succès, par rapport à la gravité de la maladie secondaire qui en résulte.

La gastrite appelée autrefois fièvre bilieuse, angioténique, muqueuse, sinoque simple, et en raison que le système ganglionique du bas ventre, ou le système cérébral s'y trouvait compromis, fièvre putride, nerveuse, adynamique, et même fièvre ataxique, quand la paralysie plus ou moins complète de quelque partie noble interne s'en mêla, ne pourrait-elle pas également être considérée comme une inflammation, suite d'une affection grave de l'organe cutanée? Et si la fièvre d'accès ou intermittente est une gastrite périodique, n'en pouvons-nous pas expliquer les phénomènes par une affection périodique du derme.

Ainsi la plupart des fièvres continues, intermittentes et rémittentes, seraient des maladies secondaires de quelque affection plus ou moins grave de l'organe dermoïde, bien que des affections de quelque organe interne pussent exciter une affection du derme, comme les suppurations internes causent souvent des fièvres continues, rémittentes, ou d'accès avec frissons.

Il ne s'agirait donc pas moins de prévenir ces gastrites, par une médication entendue, que de les combattre; et la rapidité, ou la lenteur avec laquelle l'inflammation s'établit et marche vers sa terminaison, dépendant de la constitution médicale ou générale, ou propre au pays, ce sont celles-ci qui doivent déterminer la méthode curative. Ainsi comme, de nos jours, la constitution médicale sthénique-phlogistique nécessite des évacuations de sang, la constitution médicale rheumatique-catarrhale-nerveuse peut avoir autorisé, dans le tems, à la méthode de Stoll. En diminuant, lorsque les circonstances et des succès antérieurs y engagent, l'activité du système ganglionique présidant aux fonctions des organes

5

du bas-ventre, au moyen du tartre émétique, on peut aussi prévenir l'inflammation de ces organes.

L'affection du derme, comme maladie primitive, peut varier ou être nuancée de manière à produire différentes nuances ou espèces de maladies, ou elle peut même, en restant indentique, en produire de différentes espèces, suivant l'opportunité qu'offre l'individu pour telle ou telle nuance ou espèce de maladie secondaire, ou suivant la disposition spéciale déterminée par des agens externes, la constitution médicale en général, la constitution médicale du lieu et du tems en particulier, etc.

Il existe depuis d'anciens tems dans certaines contrées de la Basse-Alsace une maladie aiguë constituant souvent épidémie et paraissant tenir particulièrement à la nature du sol, de l'exposition des habitations, des habitudes du pays et d'autres circonstances de localité, et qui a fixé plus particulièrement l'attention des médecins et de l'autorité supérieure depuis 1811, époque à laquelle la constitution médicale générale, de rheumatique-catarrhale-nerveuse qu'elle avait été depuis trente ans, est devenue subitement sthénique-phlogistique. Les médecins appellent cette maladie fièvre miliaire, miliaire blanche, parce qu'il y survient souvent pareille éruption, pour l'ordinaire le cinquième ou le septième jour, symptôme toujours omineux, tant parce que sa disparition subite devient subitement mortelle, que parce qu'il reparaît souvent, aussi subitement, au moment où l'on croit la convalescence de la maladie assurée et même terminée, et qu'elle en détermine la rechute promptement funeste.

Pour mieux faire connaître la nature de cette maladie, il en faut présenter les symptômes pathognomoniques et étiologiques, dans leur état de pureté et exempts de toute complication, qui souvent en change la face, au point à être prise pour simple variété de quelque autre maladie aiguë, avec éruption miliaire symptomatique.

1. Un homme de 32 ans se lève le matin bien portant et sort pour faucher, à 8 heures chaleur de la peau, soif et sueur abondante ; — à 10 heures la chaleur est si forte que le malade se croit couché sur des charbons ardens ; à 4 heures du soir, mort de faiblesse et de paralysie générale, sans aucun symptôme cérébral. (Épidémie de Blæsheim en 1812, Notice communiquée par M. le pasteur du dit village).

2. Un homme ayant travaillé dans les champs de Blæsheim se réfugie, par rapport à un orage, dans la chambre d'un malade allité de la maladie. Rentré chez lui, à son habitation, à une demi-lieue de distance, il éprouve de la lassitude, douleur de la tête et chaleur brûlante de la surface du corps, et se couche. Boisson chaude, forte sueur pendant vingt-quatre heures et mieux être jusqu'au lendemain soir, commencement du troisième jour. Alors rechute, avec les mêmes symptômes ; même médication, encore de fortes sueurs pendant vingt-quatre heures, et cessation de la maladie, sans suite ni convalescence assujettissante. (Idem Notice communiquée par le chirurgien du village).

3. Un homme de 36 ans, est subitement affecté le soir de chaleur sèche, mal de tête, peau brûlante et deux heures après il est maniaque. Vésicatoires aux bras et aux jambes ; vingt-quatre heures après l'invasion de la maladie, sueurs abondantes, le quatrième jour éruption miliaire, et convalescence. La manie avait cédé dès l'établissement de la sueur, et l'éruption miliaire termina le huitième jour par desquamation par lambeaux. Les sueurs nocturnes n'ont cessé que trois mois après. (Idem.)

Geispolsheim, village à 2200 habitans a fourni à cette épidémie 300 malades, dont un seulement est mort.

Blæsheim, village à une demi-lieue du précédent, de 830 habitans, en a eu 182 malades dont 30 morts.

Chaleur de la peau, mal de tête, vertige, sueur abondante, envie fréquente d'uriner sans écoulement de beaucoup d'urine, éruption rougeâtre le troisième jour, passant en miliaire le quatrième, étouffemens, gêne de la poitrine comme si un lourd poids pésait sur le thorax, cessation de ces phénomènes au fur et à mesure que la sueur devient active ou critique, et à moins de cette crise, disparition de l'éruption miliaire, anxiétés, crachement de sang, hocquet, convulsions, sans cependant beaucoup d'absence d'esprit, et mort ou convalescence le cinquième ou septième jour, avec sueurs nocturnes dans ce dernier cas, au moins pendant trois semaines encore; tels sont les symptômes étiologiques de la maladie.

Avant le quatrième jour l'éruption miliaire n'a jamais eu lieu. Il n'existait pas de propension au sommeil, comme lors de l'épidémie en 1529, d'après les auteurs de ces tems.

Les médicamens excitans et sthéniques n'ont pas été d'un bon effet, et ce qu'il y avait de particulièrement remarquable, c'est que les malades ont généralement montré une aversion aussi décidée contre le camphre, comme les hydrophobes contre les fluides.

4. Un jeune homme de 13 ans se rend bien portant le dimanche matin à l'église, à 10 heures frissons, mal de tête, difficulté de respirer, chaleur et envie d'uriner sans pouvoir rendre de l'urine. Boisson tiède, sangsues au thorax, potion avec acétate d'ammoniaque, lavement émollient et vésicatoires aux jambes.

Lundi après-midi je suis appelé en consultation; je trouve figure et blanc des yeux rouges, peau brûlante, légèrement humide, pouls accéléré à 120 pulsations par minute, mais dur; yeux étincellans, regard vif, mais inquiet, observant tous les mouvemens du médecin, respiration très-difficile avec soupirs profonds et mouvement convulsif du thorax au point à faire craindre la suffocation à chaque moment, mouvemens d'inquiétude de tout le corps, mais nécessité de rester couché sur le dos par abattement, ventre tuméfié et douloureux au toucher qui cause un léger degré de rire sardonique. Je n'ai pas d'espoir pour le malade. Saignée au bras, sangsues aux tempes, cataplasme de farine de graines de lin avec laudanum au bas-ventre, sinapismes à la partie interne des cuisses ; potion d'acétate d'ammoniaque quatre onces, éther nitrique un gros, sirop une once, à prendre par cuillerées à bouche, d'abord de demi-heure en demi-heure et puis d'heure en heure, avec une tasse d'infusion de fleurs de tilleul par dessus, bouillon léger de veau ou de poulet, et lotions de toute la surface du corps de vin chaud et d'eau-de-vie.

Mardi matin, mieux sensible relativement à tous les symptômes énoncés. On désire néanmoins que je revois le malade. Les lotions, la boisson tiède et la potion, de deux heures en deux heures, sont continuées.

Mercredi, commencement de la convalescence, et vendredi convalescence achevée. (Maladie d'Ittenheim, 1829, suite de l'épidémie de l'année précédente).

5. Je suis appelé le lundi matin chez une femme de 32 ans, enceinte de six mois et demi. Sa mère, morte de la miliaire, est enterrée le même jour. La malade se plaint de lassitude, chaleur, difficulté de respirer, sueur copieuse qui fait craindre l'éruption miliaire, d'après sa manière de juger de la maladie, même éruption miliaire, à ce que prétendirent le médecin et les assistans, mais dont je n'ai pas pu me convaincre par mon propre examen. Une saignée, des lotions avec du vin chaud et de l'eau-de-vie, même mêlées d'un peu d'acide sulphurique atténué, dans la supposition que l'éruption miliaire avait déjà lieu, changement du lit de plumes en lit à matelas, avec couverte de laine au lieu de couverte de plumes, boisson tiède adoucissante,

bouillon de poulet. Le lendemain continuation des médicamens, répétition de la saignée. Convalescence de quinze
jours et accouchement dix semaines après d'un enfant sain.
(Maladie à Fürdigheim. Suite de l'épidémie d'Ittenheim de
1829).

6. Le lendemain mardi le père de la malade précédente,
veuf de la femme enterrée la veille, se couche de la même
maladie. Mêmes symptômes, mais plus alarmans, deux saig-
nées fortes à distance de douze heures, donnant une forte
couenne ; au reste même traitement, seulement les lotions
sont plus aiguisées avec l'acide sulphurique et je recommande
de frictionner en même tems la peau plus fortement. En
outre les lotions ont dû être faites plus fréquemment, par
rapport aux fortes sueurs, qui ont éxigé de changer plus
souvent de draps de lit. La maladie a duré sept jours ;
mais il a fallu plusieurs semaines pour l'entier rétablissement. Le malade, un homme d'une cinquantaine d'années,
d'ailleurs très-robuste a resté pendant long-tems très-sensi-
ble au moindre air ou changement de tems. (Idem 1829.)

De semblables cas, mais d'issue funeste, ont été obser-
vés lors de la même épidémie. Maladie moins douloureuse,
symptômes moins intenses, à l'exception de l'éruption miliaire, mais abattement et prostration des forces plus déci-
dés, et mort le cinquième ou le septième jour.

Tous ces cas de maladies relatés la présentent dépouil-
lée de tout symptôme étranger. Ayant eu occasion d'observer, lors des épidémies de typhus de l'armée, cette dernière maladie avec complication d'éruption pétéchiale et miliaire, je suis loin de considérer l'éruption miliaire, comme
l'un des symptômes pathognomoniques de la suette, dont il
est question ; car elle ne survient que quand la maladie se
prolonge au-delà de quatre jours, et ne paraît jamais avant
le troisième jour de la maladie révolu, où il faut peut-être

encore tenir compte de la journée qui a précédée les symptômes pour lesquels l'individu s'est dit malade ; je la considère au contraire comme un symptôme séméiologique omineux, survenant souvent à la fièvre rémittente, ou continue avec exaspération, pour indiquer le grand danger où se trouve le malade, ou plutôt l'embarras où se trouve l'organisation, et qu'elle a recours à des moyens insolites, analogues à ceux dictés par la médecine de perturbation dont l'école moderne paraît enjouée.

L'épidémie qui a eu lieu à Rosheim en 1812 paraît avoir été compliquée de typhus, ou de fièvre de prison ou nerveuse maligne, et à l'exception de l'éruption miliaire survenue, elle n'offrit pas de symptômes pathognomoniques purs, comme la maladie de Blæsheim et de Geispolsheim en 1812, et celle de Ittenheim et Handschuheim en 1828 et 1829.

Lorsque la suette constitue une épidémie alarmante, elle se passe ordinairement trop vîte, pour que les médecins de la ville puissent en prendre connaissance et l'observer ; comme les écrits sur la suette de 1529 le démontrent, où l'épidémie n'a duré que neuf jours, se répandant pendant ce tems le long du Rhin, depuis la Hollande jusqu'à Bâle.

Une autre particularité qu'offre cette maladie est, que l'épidémie est restreinte à certains endroits, au point, que les voisins de ces endroits s'étonnent d'en rester préservés. Souvent elle est meurtrière à tel endroit, tandis que dans un autre, à une demi-lieue de distance seulement, elle est considérée, comme une affection insignifiante et passagère. Pareille observation nous est transmise par les écrits sur la suette de 1529 ; mais lorsqu'une autre épidémie s'en est mêlée, il n'en est pas de même de la prompte terminaison de la maladie et de l'épidémie même, ni relativement à la légèreté de la maladie, dont je viens de parler.

A Geispolsheim sur 3oo malades, il n'en est mort qu'un, un traîneur qui n'a pris la maladie que deux mois après sa disparition, et grand nombre de ces malades n'ont eu recours ni à un médecin, ni à des médicamens, comme lors de l'épidémie de 1529 ; mais la rapidité avec laquelle la maladie se forme et découle, la nature, l'intensité et surtout la valeur séméiologique des symptômes, préscrivent une attention particulière relativement à la médecine d'ex-pectation à laquelle ce fait paraît autoriser. Je n'entends pas renier, par cette remarque, ma propension pour la médecine d'expectation que des partisans de la perturbation se donnent le plaisir de censurer, et de laquelle, dans sa thèse pour le doctorat, un jeune confrère a bien voulu m'excuser, comme d'une méthode hors de cours, que j'ai l'habitude de suivre dans mon service à l'hôpital civil de Strasbourg.

C'est la versatilité de médecins d'ailleurs savans, très-estimables et justement célèbres, relativement aux changemens fréquens de doctrines et de systêmes médicaux, et à la pré-conisation de nouveaux médicamens, dont, entre les mille et un pronés depuis trente ans, à peine six ont justifié les éloges qu'on leur a prodigués et l'encens qu'on a brûlé pour leurs patrons, qui m'imposent de mettre de la circon-spection et de la méfiance dans l'emploi des médicamens, surtout encore, comme ce ne sont pas tant ceux-ci, que les petits soins, en les administrant, qui en assurent le succès.

La constitution médicale générale ou commune à tout le pays ne dispose pas à la maladie. Quand l'état de santé du reste du pays est particulièrement satisfaisant, l'épidé-mie peut naître aux endroits, qui y sont sujets, et dans ce cas, elle est en état de pureté ; tandis qu'elle offre com-plication avec d'autres maladies aiguës, quand par hazard il en règne dans le pays. Mais c'est la constitution médicale spéciale, résultant de la position, de l'exposition de l'endroit et des propriétés tenant à la topographie qui paraît disposer à la maladie.

Les habitations situées plus bas que le terrain qui est devant elles, au pied d'une colline qui les garantit plus ou moins, et souvent entièrement, (comme Blæsheim) du vent du nord et de nord-est, exposées au midi vers des plaines dont les évaporations ne sont pas facilement chassées par un cours de vent suffisant, sont habituellement sujettes à l'épidémie, et c'est même le plus ou le moins de ces circonstances qui paraît déterminer le degré de gravité de la maladie.

Cette même constitution médicale spéciale, résultant de la position et de l'exposition spéciale de l'endroit, paraît aussi causer la contagionabilité de le maladie ; car à moins qu'un individu ne se soit rendu propre à contracter la maladie pour avoir été soumis à cette constitution médicale spéciale, pendant le tems nécessaire pour y être prédisposé, la contagion ne paraît pas avoir prise sur lui. Malgré cette prédisposition, favorisée en outre par le genre de vie du cultivateur de l'Alsace, la forte nourriture, l'usage du vin nouveau, la nécessité d'un travail plus suivi et exigeant plus de combinaison, par rapport au terrain plus humide à cultiver, et au tems sec ou humide qui presse ou contrarie souvent les travaux ruraux, il est encore une condition, sans laquelle la maladie ne se contracte ni spontanément ni par contagion ; c'est la malpropreté habituelle dans les campagnes de l'Alsace, provenant des lits de plumes lourds, échauffans, évaporant un moisi animal, n'admettant pas même l'usage de draps de lit, mais obligeant de revenir le soir au même lit que l'on a quitté le matin, mouillé de sueur et de matière perspirable et placé au rez-de-chaussée, dans une chambre humide, point aérée, et chauffée par un grand fourneau de fonte au moyen de tiges de pavôt, de tabac, de maïs, etc.

C'est donc la propreté seule qui constitue la prophylactique contre la maladie. Les écclésiastiques et les médecins qui ont le plus souvent et le plus assiduement communiqué avec les malades, n'en ont point été infectés. Il en est de même des personnes aisées habitant le même endroit et tenant à une propreté convenante.

La médication a pour but le rétablissement des fonctions de l'organe dermoïde et de ses rapports avec les organes internes avec lesquelles ces fontions sont en correspondance. L'organisation parvient souvent à atteindre ce but elle-même, par des sueurs actives ou critiques, en consignant par là la maladie dans l'organe cutanée et en s'opposant ainsi, dès l'invasion de la maladie, à ce qu'elle ne se fixe sur un organe interne. Voilà donc la maladie pure et simple, sans éruption miliaire même, la suette.

Mais comme les sueurs dégénèrent facilement en évacuation affaiblissante ou symptomatique, il devient nécessaire d'aider l'organe cutanée et de le soutenir dans sa lutte pour recouvrer le pouvoir de se réintégrer dans ses fonctions; car en cas de non-réussite, l'organisation en abandonnerait la cause, et se porterait à des mesures violentes et dangereuses; à la tentative de suppléer à la fonction de l'organe dermoïde, par une excrétion vicariante de l'organe respiratoire qui, repoussant la même matière excrémentitielle vers la surface du corps, y détermine l'éruption miliaire. La même chose arrive, quand, dès l'invasion de la maladie, l'organe dermoïde est trop faible, au point de n'être pas en mesure d'opérer une sueur critique, et voilà la miliaire simple et pure, ou la suette avortée.

C'est sous cette dernière forme qu'elle doit s'unir à une autre maladie aiguë dépendante de lésion d'un autre genre et le plus souvent de lésion consécutive dans les fonctions de l'organe cutanée, pour faire complication; cet organe étant déjà trop affaibli d'avance pour pouvoir présenter la suette pure. Dans ce cas la maladie cesse d'être épidémique, et contagieuse, dans l'acception de sa contagionabilité dont il a été question, ou elle a cessé de l'être. Voilà la miliaire anomale, ou modifiée par une autre maladie aiguë. Cette éruption miliaire a encore prise sur les malades d'endroits voisins, où l'épidémie n'a pas été, et le défaut de propreté du genre désigné n'en fait plus si strictement condition.

Enfin l'éruption miliaire peut être simplement symptomatique, ou symptôme omineux, le plus souvent d'une fièvre rémittente, mais quelque-fois même de la phthisie pulmonaire, et d'autres suppurations internes, et doit être considérée comme la déclaration de l'état de déconfiture, où se trouve l'organisation.

Les médicamens excitans, ou déterminant une forte secousse, ou même seulement excitation au centre du systême nerveux, ou de la circulation, ne sont pas propres à réintégrer l'organe dermoïde dans ses fonctions; ou, ils en détourneront les efforts salutaires de l'organisation, si ce stimulus, réagissant au hazard, agit plûtot sur une autre partie que sur cet organe, ou sa réaction en sera trop forte, et dans les deux cas, il pourra en résulter paralysie, d'abord de l'organe cutanée, et ensuite de tout le corps. Les topiques irritans agiront d'une manière analogue, ou ils agiront sur l'intérieur de l'économie et l'exciteront à des mouvemens sans but et facilement nuisibles, ou ils exciteront trop fortement l'organe dermoïde et il en résultera surirritation et paralysie complète, comme cela arrive souvent dans l'asphyxie par submersion, ou par congélation, où les excitans topiques disproportionnellement trop forts déterminent la paralysie complète, au lieu de remédier à la paralysie incomplète, contre laquelle l'on en a fait usage.

Le kinkina et ses préparations , le camphre et tout médicament augmentant la masse du sang relativement au volume , soit par surcharge matérielle, soit par diminution de la lumière des vaisseaux , n'ont pas été de bon effet. Le musc a paru éloigner la catastrophe sans la parer. L'acide sulphurique atténué d'eau , pris intérieurement a paru diminuer l'éruption miliaire et en arrêter les progrès.

La saignée, pratiquée dans la période de l'état inflammatoire d'un organe interne , opère détente et révulsion ; et les sangsues attirent et font excréter le calorique superflu et accumulé dans la partie sousjacente même à certaine distance. Elles constituent un exutoire nullement irritant et plutôt relâchant la partie où on l'applique , d'un effet prompt et qui peut être augmenté ou prolongé à volonté , non par rapport à l'évacuation de sang , mais par rapport au déplacement du calorique accumulé sur une partie interne contiguë , menaçant inflammation.

L'organe dermoïde joue un rôle spécial dans l'économie animale. C'est l'organe le plus exposé à recevoir les impressions d'agens physiques externes , sans moyen naturel de s'en garantir, comme les yeux , le nez, la bouche , mais employant souvent des moyens contraires à ce but, dictés simplement par un faux raisonnement, et par l'urgence ; c'est l'organe qui transmet le plus souvent les maladies ou leur germe à l'intérieur du corps , et qui prédispose ainsi à la plupart des maladies, que son organisme propre est en même-tems obligé de combattre et de guérir. C'est par son intermédiaire, par une maladie qu'il est obligé de subir, que l'homme s'acclimate dans des contrées éloignées de son lieu de naissance, de température et de constitution médicale différentes. C'est sans doute par la différence de l'état physiologique de l'organe dermoïde , que les juifs d'origine orientale , de race pure , ne sont pas susceptibles d'être infectés de certaines maladies épidémiques , spécialement de la suette et de la miliaire , comme les chroniques , l'histoire de la médecine et récemment encore les auteurs du rapport officiel sur la miliaire qui à régné à Rosheim en Alsace en 1812 , nous l'assurent. Et le mal du pays , propre aux Suisses , est peut-être dû à la sensibilité particulière aux différences barométriques de l'organe dermoïde.

C'est de l'organe dermoïde que paraît dépendre la sensibilité spéciale des sens externes , plus aiguisés chez certaines peuplades et en même-tems moins sensibles à des impressions fortes , qui causeraient des convulsions aux individus d'une autre race , ou climat. C'est enfin l'organe cutanée , dont les soins hygiéniques convenables rendent le corps propre à des fatigues et à des travaux insolites. Les bains publics des Romains faisant partie de l'hygiène publique , et les frictions, pendant et après le bain avec emploi d'onguents , les bains chauds et froids , alternans , chez les peuples du nord , les bains froids d'hyver , dont l'usage est récommandé récemment , avec empressement, par deux célèbres médecins de Berlin , Vogel et Heim , vieillis dans les services qu'ils ont rendu à la science et dans les honneurs que leur souverain leurs a conférés à si juste titre , attesteront de la nécessité d'avoir égard à l'état physiologique général et particulier de l'organe dermoïde. , dans le traitement des maladies dont la plupart sont secondaires , résultant d'affection primitive de cet organe.